BEI GRIN MACHT SICH IHR WISSEN BEZAHLT

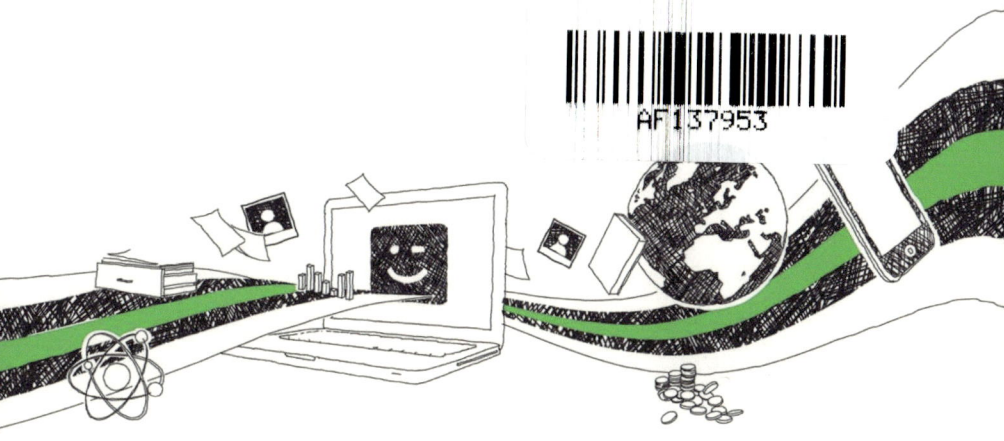

AF137953

- Wir veröffentlichen Ihre Hausarbeit, Bachelor- und Masterarbeit

- Ihr eigenes eBook und Buch - weltweit in allen wichtigen Shops

- Verdienen Sie an jedem Verkauf

Jetzt bei www.GRIN.com hochladen und kostenlos publizieren

Nathalie Heiß

Die interdisziplinäre Behandlung des Parkinson-Patienten

GRIN Verlag

Bibliografische Information der Deutschen Nationalbibliothek:

Die Deutsche Bibliothek verzeichnet diese Publikation in der Deutschen National-
bibliografie; detaillierte bibliografische Daten sind im Internet über http://dnb.d-
nb.de/ abrufbar.

Impressum:

Copyright © 2012 GRIN Verlag GmbH
Druck und Bindung: Books on Demand GmbH, Norderstedt Germany
ISBN: 978-3-656-53515-7

Dieses Buch bei GRIN:

http://www.grin.com/de/e-book/264094/die-interdisziplinaere-behandlung-des-
parkinson-patienten

GRIN - Your knowledge has value

Der GRIN Verlag publiziert seit 1998 wissenschaftliche Arbeiten von Studenten, Hochschullehrern und anderen Akademikern als eBook und gedrucktes Buch. Die Verlagswebsite www.grin.com ist die ideale Plattform zur Veröffentlichung von Hausarbeiten, Abschlussarbeiten, wissenschaftlichen Aufsätzen, Dissertationen und Fachbüchern.

Besuchen Sie uns im Internet:

http://www.grin.com/

http://www.facebook.com/grincom

http://www.twitter.com/grin_com

Diploma - Hochschule
Private staatlich anerkannte Hochschule
University of Applied Sciences

Studiengang Medizinalfachberufe, Schwerpunkt: Lehre
Hausarbeit im Modul Clinical Reasoning II

Die interdisziplinäre Behandlung des Parkinson-Patienten

vorgelegt von: Nathalie Heiß

Abgabetermin am: 06.10.2012

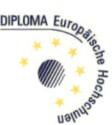

Inhalt

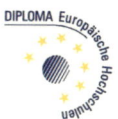

1. Die Krankheit M. Parkinson

1.1 Definition

„Die Krankheit Morbus Parkinson wird ausgelöst durch das Absterben von Zellen in der Substantia nigra. Diese stellt den Botenstoff Dopamin her. Der Mangel an diesem führt letztlich zu einer Verminderung der aktivierenden Wirkung der Basalganglien auf die Großhirnrinde."[1]

„Biochemisch besteht das Parkinson-Syndrom in einem Ungleichgewicht zwischen *Dopamin* und *Acetylcholin,* vereinfacht in einem Dopaminmangel und einem dadurch ungehemmten Überwiegen von Acetylcholin.

Erkrankungen der Basalganglien sind die häufigste Ursache für Bewegungsstörungen im Alter. Zahlenmäßig die größte Bedeutung hat das nach James Parkinson benannte Syndrom, welches er 1817 als 'Schüttellähmung' beschrieben hat. Das Haupterkrankungsalter liegt bei 60 Jahren."[2]

1.2 Ätiologie

„Die Krankheit kann verschiedene Ursachen haben, wobei die häufigste die idiopatische ist (80%).
Andere Ursachen sind beispielsweise die Folge einer Enzephalitis, Vergiftungen, Traumata, Tumoren oder die Einnahme diverser Medikamente (z.B. Neuroleptika)."[3]

1.3 Symptome

Die Diagnosestellung erfolgt beim Parkinson allein aufgrund von Anamnese, klinischer Untersuchung und Verlaufsbeobachtung, da keine Laboruntersuchungen, bildgebende Verfahren oder andere technische Untersuchungen diese Diagnose belegen.

Die Hauptsymptomatik besteht aus der Trias *Rigor*, *Tremor* und *Akinese*.

Der *Rigor* (=Muskelsteifheit) ist ein gleichmäßig anhaltender Widerstand der Muskulatur gegen passive Dehnung. Dieser ist nicht geschwindigkeitsabhängig oder federnd, sondern bleibt über den gesamten Umfang der Bewegung gleich. Es tritt ebenfalls gelegentlich das *Zahnradphänomen* auf, bei dem der besagte Widerstand plötzlich und unregelmäßig für kurze Zeit und einen kleinen Bewegungsausschnitt nachgibt. Der Patient ist nicht zur völligen Entspannung fähig.

---

[1] {Thiele 2010 #7: 590–591}
[2] {Runge 1995 #1: 339}
[3] {Thiele 2010 #7: 591}

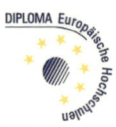
Der *Tremor* (= Gliederrzittern) des Parkinson-Patienten ist ein gleichmäßiger Ruhetremor, der mit einer Frequenz von 4 - 7 Schlägen pro Sekunde abläuft. Dieser wird bei Zielbewegungen geringer.

Die *Hypokinese* (= Bewegungsarmut) zeigt sich an verschiedenen Veränderungen von willkürlichen und unwillkürlichen Bewegungsabläufen:

- Das Gangbild wird kleinschrittig und schlurfend, die Beine scheinen am Boden zu kleben
- Der Rumpf ist nach ventral geneigt
- Das automatische und normalerweise regelmäßige Mitschwingen der Arme ist verringert
- Es kommt zu plötzlichen Blockierungen mitten im Ablauf einer Bewegung (,*Freezing*')
- Mimische Ausdrucksbewegungen verringern sich
- Das Gesicht wirkt maskenhaft und starr (und verleitet die Umgebung oft zu Fehldeutungen in Richtung Depression oder Demenz)
- Die Sprache wird aphonisch, leise und monoton
- Die Schrift wird vor allem bei längeren Wörtern immer kleiner ('*Mikrographie*')

1.3.1 Der typische Parkinson-Patient zeigt folgendes Bild:

- Ventralisierte Haltung von Kopf und Rumpf
- Flexion der Arme und Finger
- Flexion der Hüft- und Kniegelenke
- Instabilität von Gang und Haltung

1.3.2 Weitere Begeleitsymptome:

- Die Erhöhung der Talgproduktion ist eine vegetative Krankheitserscheinung und führt zum so genannten '*Salbengesicht*'
- Durch die akinetische Einschränkung des Schluckens kommt es zu verstärktem Speichelfluss
- Miktionsstörungen
- Libidominderung und Störungen der Potenz
- Atemstörungen zeigen sich in einer erhöhten Atemfrequenz und einer schlechten Synchronisation von Atmung und Sprechen
- Störungen der Augenmotorik. Der Lidschlag wird seltener
- Schlafstörungen
- Verlangsamung der Denkabläufe (*Bradyphrenie*)
- Abbau geistiger Leistungen im Sinne einer demenziellen Entwicklung
- Depressive Verstimmungen mit suizidalen Gedanken

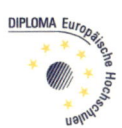

Der unaufhaltsam progrediente Verlauf lässt sich durch moderne Medikation und Therapien nicht grundsätzlich aufhalten, wohl aber deutlich verlangsamen und hinauszögern.[4]

2. Allgemeine Kennzeichen und Auswirkungen chronischer Erkrankungen

Chronische Erkrankungen entwickeln sich langsam oder verlaufen langsam und halten dauerhaft an. Meist weisen sie eine fortschreitende, sich im Laufe der Zeit verschlimmernde Entwicklung auf. Sie können schubweise oder kontinuierlich verlaufen. Bleibende Beeinträchtigungen und langfristige Einschränkungen begrenzen vor allem die Lebensqualität, die gesellschaftliche Teilhabe sowie den Alltag der Patienten. Im Extremfall führen chronische Krankheiten zu bleibenden Behinderungen oder sogar zum Tod.

Bei Betroffenen führt das Wissen über die Situation und die Unaufhaltsamkeit des Abbaus der vitalen Fähigkeiten und Fertigkeiten oft zu einer schweren psychischen Krise. Hauptaufgabe der Medizinalkräfte ist es daher, diese Krisen zu vermeiden oder durch adäquate Therapie und Empathie in Grenzen zu halten, um so die Lebensqualität der Betroffenen positiv zu fördern. Die Patienten sollten so behandelt werden, dass eine konstruktive Bewältigung der Krankheit und deren Folgen unterstützt und ermöglicht werden.

Deshalb kommt der *Kommunikation und Interaktion* mit chronisch Kranken eine sehr große Bedeutung zu.

Behandlungskonzepte und -maßnahmen müssen jeweils an die aktuelle Situation der Patienten individuell angepasst werden, da es bei chronisch Kranken zu spontanen Remissionen, intensiven Krankheitsschüben oder drastischer Verschlechterung des Zustandes kommen kann. Daher müssen alle Professionen, die an diesen Patienten arbeiten, spontan und immer an die jeweilige Situation angepasst agieren und behandeln.[5]

3. Behandlung

3.1 Medizinische Therapie

Durch die Arzneitherapie wird zunächst versucht, das gestörte Verhältnis zwischen Acetylcholin und Dopamin wieder herzustellen.

Dabei werden folgende Medikamente verwendet:

- Dopaminersatz durch L-Dopa und Decarboxylasehemmer (Madopar®, Nacom®)
- Dopaminagonisten (Cabseril®, Requip®, Parkotil®)
- Verminderung des Dopaminabbaus durch Movergan® oder Comtess®
- Anticholinergika, um das Überwiegen des cholinergen Systems zu vermindern (Akineton®)

---

[4] {Thiele 2010 #7: 342 ff.}
[5] {Prof. Dr. Irene Burtchen 2010 #6: 19 f.}

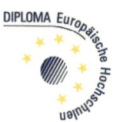

- Bei akinetischer Krise: Amantadin (PK-Merz®)[6]

Ziel der medikamentösen Therapie ist nicht die völlige Symptomfreiheit, sondern die Linderung der Symptome und die Verbesserung der Mobilität und der Alltagsfunktionen.[7]

3.2. Nichtmedikamentöse Therapiemaßnahmen

3.2.1 Psychosoziale Maßnahmen

Eine einfühlsame Aufklärung über den Krankheitsverlauf ist für Patienten und Angehörige sehr wichtig. Der schwankende und progrediente Verlauf sowie das Wissen um die schlechte Prognose stellt für die Betroffenen meist eine hohe psychosoziale Belastung dar. Ein besonderes Problem sind zusätzlich die Nebenwirkungen und Wirkungsschwankungen der Medikamente. Hier kann genaue Aufklärung und Information den Umgang mit Medikamenten und deren Nebenwirkungen verbessern. Eine psychosoziale Betreuung für den Patienten und seine Angehörigen ist daher fast immer erforderlich und lohnend. Wie bei vielen chronischen Erkrankungen bewährt sich die Einbindung von Patienten und Angehörigen in Selbsthilfegruppen.[8]

Außerdem können die häufig auftretenden Depressionen mittels spezieller Therapieverfahren behandelt werden:

- Psychotherapie
- Gesprächstherapie
- Elektrokrampftherapie
- Antidepressiva
- uvm.[9]

3.2.2 Pflege

Die Rolle der Pflege richtet sich nach dem Ausmaß der motorischen und kognitiven Selbstständigkeit des Patienten. Je größer die mentalen und funktionellen Einschränkungen sind, desto mehr müssen die Pfleger Nahrungsaufnahme und Medikamenteneinnahme kontrollieren. Die wechselhafte Verfassung der Patienten verlangt hierbei ein hohes Maß an Empathie und Anpassung. Einerseits darf nicht durch pflegerische 'Überversorgung' die Eigenaktivität zu sehr zurückgedrängt werden, andererseits darf der Patient in einer schlechteren Phase der Krankheit nicht zu sehr auf sich alleine gestellt sein. Hier ist es wichtig, den Mittelweg der Fürsorge zu finden ('So viel wie nötig, so wenig wie möglich.'). Die Pflegenden müssen die Vielfalt der Symptomatik der Grunderkrankung und der Nebenwirkungen der Medikation kennen, um eine sachgemäße

---

[6] {Ebelt-Paprotny 2008 #3: 756}
[7] {Runge 1995 #1: 349}
[8] {Runge 1995 #1: 361}
[9] {Bschor 2006 #8: 43 f., 105}

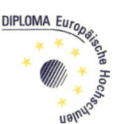

Krankenbeobachtung, Pflegeplanung und Pflegedurchführung gewährleisten zu können:

- Beratung und Aufklärung der Patienten
- Eingeben von Nahrung und Getränken (eventuell Bilanzierungspläne führen)
- Eingeben der Medikamente (in Form von Tabletten, Infusionen, Spritzen)
- Körperpflege
- Intimpflege
- Zahnpflege
- Hilfe beim An- und Ausziehen der Kleidung
- Aktivierung der Patienten
- Lagerung der Patienten
- Überwachung der Patienten
- Rücksprache mit interdisziplinärem Team über Verhalten, Veränderungen oder wichtige Informationen über den Patienten[10]

3.2.3 Logopädie

Die Logopädie behandelt Sprech- und Kommunikationsstörungen sowie Schluckstörungen der Patienten. Außerdem wird an Artikulation, Sprechtempo, Intonation und Stimmgebung gearbeitet. Sprechstörungen und die geistige Verlangsamung erschweren und vermindern bei Parkinson-Patienten häufig soziale Kontakte. Wenn es jedoch gelingt, die sprachliche Kompetenz zu verbessern, dann können auch Selbstwertgefühl, Selbstsicherheit und eventuell auch Qualität und Quantität der sozialen Kontakte verbessert werden.[11]

3.2.4 Ergotherapie

Die Ergotherapie konzentriert sich auf den Rumpf und die obere Extremität sowie auf die Aktivitäten des täglichen Lebens (ADLs). Die oft eingeschränkte Feinmotorik muss untersucht und beübt werden. Außerdem können Gebrauchsgegenstände an die Behinderung angepasst werden. Anpassungen der Wohnung können die Selbstständigkeit fördern und verbessern (z.B. Badewannenlift, Toilettensitzerhöhung, spezielle Griffe, Rampen, etc.). Außerdem wird darauf geachtet, Stolperfallen zu entfernen, um die Sturzgefahr zu verringern. In ausgeprägten Fällen sind einfachste Alltagsaktivitäten stark eingeschränkt und müssen deshalb intensiv trainiert werden (z.B. Anziehen, Ausziehen, Waschen, Essen, Türen Öffnen, etc.). Die komplexe Medikation verlangt gerade in Abstimmung mit der Nahrungsaufnahme eine gute Strukturierung des Tagesablaufes. Auch hier setzt die Ergotherapie an.[12]

3.2.5 Physiotherapie

Ziele und Aufgaben der Krankengymnastik sind:

---

[10] {Runge 1995 #1: 357}
[11] {Runge 1995 #1: 361}
[12] {Runge 1995 #1: 360}

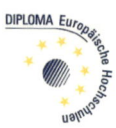

- Aufrechterhaltung bzw. Verbesserung der Gelenkbeweglichkeit und der Koordination
- Aufrechterhaltung bzw. Verbesserung der Atembeweglichkeit
- Verbesserung des venösen Rückstroms, um orthostatischen Krisen entgegenzuwirken
- Schmerzlinderung
- Verbesserung der allgemeinen Mobilität
- Reduktion des Muskeltonus
- Verbesserung von Reaktion und Gleichgewicht
- Normalisierung der Haltung
- Verbesserung des Gangbildes und der Gangsicherheit
- Vermeidung des Freezing-Phänomens
- Aufklärung des Patienten
- Schulung von Trickbewegungen
- Verbesserung der Transfers (aufstehen vom Bett, aufstehen von einem Stuhl,
- hinsetzten, sich im Bett drehen, vom Bett in den Rollstuhl kommen)
- Arbeiten mit rhythmischer Musik, um das Gangbild bzw. den Gangrhythmus zu verbessern
- Indikation von Gehhilfen, Gangschule mit Gehhilfen

Der Patient soll in die Lage gebracht werden, Übungen selbstständig durchführen zu können. Das steigert Frequenz und Wirkung der Therapie und vermittelt vor allem die Überzeugung, den eigenen Zustand mindestens zum Teil autonom kontrollieren zu können.

Das große Hauptziel der physiotherapeutischen Behandlung ist die Herstellung der bestmöglichen Selbstständigkeit des Patienten im Alltag. Die Symptome sollen daher so behandelt werden, dass dieses Ziel erreicht wird.[13]

In der Physiotherapie gibt es außerdem wichtige Behandlungsprinzipien, die in jeder Behandlung zu beachten sind:

- Keine Widerstandsübungen
- Patienten durch forciertes Kommando motivieren
- Partner- oder Gemeinschaftsspiele (um auch soziale Kontakte zu fördern)
- Auswahl an verschiedenen Übungsgeräten (zur Stimulation und Schulung der Wahrnehmung)
- Ortswechsel anfangs wenn möglich vermeiden
- Lob und Anerkennung
- Leichte Übungsauswahl
- Verwendung von Rhythmik und Musik
- Langsam sprechen, Blickkontakt herstellen
- Den Patienten Zeit geben zu reagieren oder zu antworten

---

[13] {Runge 1995 #1: 357 ff.}

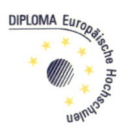

- Geduldig sein
- Einfache, klare, präzise formulierte Sätze / Aufforderungen
- Wiederholen von Übungen und Bewegungsabfolgen
- Erfolgserlebnisse vermitteln
- Respekt zeigen
- Keine Überforderung der Patienten[14]

4. Die interdisziplinäre Behandlung

Von einem interdisziplinären Team spricht man, wenn eine Gruppe von fachlich unterschiedlich spezialisierten Menschen an einem Ziel arbeitet, in der Zusammenarbeit fortlaufend auf Koordination und Kommunikation angewiesen ist und der Arbeitserfolg von keinem für sich allein erreicht werden kann. Das Team bei der Behandlung des Parkinson-Patienten ist multiprofessionell. Es hat ein gemeinsames Konzept und ein gemeinsames Ziel, an dem jeder entsprechend seinem Berufsbild und seinen Kenntnissen arbeitet. Die Leitung des Teams koordiniert und überprüft Informationen, Ziele, Planungen und Handlungen. Die Leitungsaufgaben bestehen in der Angleichung der Kenntnisse und Kompetenz im fachlichen und persönlichen Bereich sowie der Kontrolle über die Einhaltung des Konzeptes. Die Gesamtverantwortung für die Anwendung medizinischer Maßnahmen und deren Auswirkungen liegt beim behandelnden Arzt. Die ganzheitliche Analyse eines chronisch kranken Patienten und seiner Lebenssituation ergibt in der Regel so viele unterschiedliche Fragestellungen und Lösungsansätze, dass der Einsatz verschiedener wechselnder Fachkompetenzen erforderlich ist. Der Erfolg der Behandlung hängt wesentlich davon ab, eine Struktur und Atmosphäre zu schaffen, in der ein echter Austausch von Informationen nicht nur auf der verbalen Ebene stattfindet und in der gemeinsam geplant und interveniert wird.[15]

---

[14] {Ebelt-Paprotny 2008 #3: 756}
[15] {Runge 1995 #1: 153 ff.}

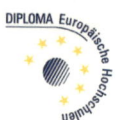

Bildverzeichnis

1   http://diploma.de/node/6719, 10.09.2012, 21:13

Literaturverzeichnis

1   *Bschor T, Grüner S.* Psychiatrie fast. 6h-Crashkurs. 13. Aufl. Grünwald: Börm
     Bruckmeier; 2006
2   *Dornblüth O, Pschyrembel W.* Pschyrembel Klinisches Wörterbuch. [... enthält ...
     330 Tabellen]. 260. Aufl. Berlin [u.a.]: de Gruyter; 2004
3   *Ebelt-Paprotny G, Preis R.* Leitfaden Physiotherapie. 5. Aufl. München: Urban &
     Fischer in Elsevier; 2008
4   *Hüter-Becker A, Dorner H.* Prävention, Rehabilitation, Geriatrie. Stuttgart [etc.]:
     G. Thieme; 1997
5   *Prof. Dr. Irene Burtchen.* Clinical Reasoning II. Studienheft Nr. 048. 2. Aufl. Bad
     Sooden-Allendorf; 2010
6   *Runge M.* Geriatrische Rehabilitation im therapeutischen Team. Stuttgart ;, New
     York: Thieme; 1995
7   *Thiele C.* Mensch, Körper pocket. Einführung in Bau, Funktion und Krankheit. 2.
     Aufl. Grünwald: Börm Bruckmeier; 2010